AF330972

DE LA COCAÏNE

COMME AGENT ANESTHÉSIQUE LOCAL

DE SON EMPLOI EN CHIRURGIE OCULAIRE

ET DE QUELQUES AUTRES APPLICATIONS

PAR LE Dr TEILLAIS

DE NANTES.

NANTES,

Mme Vve Camille Mellinet, imprimeur de la Société académique,

Place du Pilori, 5.

L. MELLINET ET Cie, succrs.

1884

DE LA COCAÏNE

COMME AGENT ANESTHÉSIQUE LOCAL.

DE LA COCAÏNE

COMME AGENT ANESTHÉSIQUE LOCAL

DE SON EMPLOI EN CHIRURGIE OCULAIRE

ET DE QUELQUES AUTRES APPLICATIONS

PAR LE Dr TEILLAIS.

La cocaïne, dont le nom vient d'être répété à l'envi, non seulement par les journaux scientifiques, mais encore par la presse en général, n'est pas un produit absolument nouveau.

Cet alcaloïde, célèbre d'hier, compte cependant un certain nombre d'années d'existence, En effet, il aurait été extrait en 1859 par Niemann des feuilles de l'Erythroxylon coca, plante qui est très commune dans le Pérou et dans la Bolivie. Il est vrai aussi que le Dr Samuel Percy de New-York réclame pour lui l'honneur d'avoir trouvé cette substance en 1857 ; seulement il lui donna le nom d'Erythroxyline qu'il veut à toute force lui garder. Il préfère Erythroxyline, qui est, suivant lui, plus correct que Cocaïne dont il redoute la fortune. Il va jusqu'à donner à sa revendication une couleur patriotique, car il adjure ses compatriotes de lui donner gain de cause en ces termes : « En ma qualité d'amé-
» ricain, je demande qu'on conserve le nom qui a été donné

Mémoire lu à la Société de Médecine de Nantes.

» en Amérique et j'espère que les médecins américains ne
» manqueront pas de le faire. » (*Medical Record,* 15 novembre
1884.) Il faudrait être grand clerc pour juger ce débat et
du reste les pièces du procès nous manquent.

Quoi qu'il en soit, tout le monde savait depuis longtemps
que les Indiens faisaient une grande consommation des feuilles
de coca. Le Dr Harmaignac, dans un récent mémoire sur le
sujet qui nous occupe, nous apprend que les Indiens en
mangent chaque jour de 60 à 70 grammes mélangés avec
de la chaux. Cela leur permet, grâce à une action particulière
de ces feuilles sur la muqueuse du tube digestif, de passer
quelques jours sans manger, tout en supportant de grandes
fatigues.

Il n'est donc pas étonnant que ces propriétés aient excité la
curiosité et que des recherches se soient poursuivies en Amérique, en Allemagne et en France même, où plusieurs thèses
furent faites sur ce sujet en 1865, 1868, et une dernière
par un ancien élève de l'Ecole de Nantes, en 1870.

Plus récemment les travaux de Merck, de Haussmann et
de Knapp nous apprirent l'influence du chlorhydrate de
cocaïne sur les muqueuses laryngienne et pharyngienne et
sur celle de l'urèthre et du rectum.

En même temps M. Vulpian communiquait à l'Académie
des Sciences le résultat de ses expériences sur les grenouilles
et sur les invertébrés. M. Grasset, sur les chiens et sur les
singes, dans le but d'étudier l'anesthésie cutanée.

Il n'y avait qu'un pas des expériences pratiquées sur les
animaux à l'application sur l'homme.

Les premières tentatives furent faites, je crois, par les
médecins qui s'occupent spécialement des maladies du larynx.
Elles apportèrent des résultats satisfaisants, car à la dose
de 10 à 20 °/₀ le chlorhydrate de cocaïne produisit l'anesthésie
du larynx et du pharynx, calma rapidement la douleur dans la
laryngite et la pharyngite aiguë, les ulcérations de l'épiglotte.

Grâce à la découverte du Dr Karl Koller, interne des hôpitaux de Vienne, et dont le nom est devenu promptement célèbre, l'ophtalmologie à son tour devait bientôt s'enrichir d'un remède précieux et particuliérement la chirurgie oculaire, en utilisant le pouvoir insensibilisateur de la cocaïne. Puisque son influence n'était pas douteuse sur la muqueuse de la langue, Koller pensa qu'elle pouvait s'exercer aussi sur la muqueuse oculaire. Il instilla donc quelques gouttes d'une solution de chlorhydrate de cocaïne et parvint, comme il l'avait prévu, à obtenir l'anesthésie locale de l'œil.

C'est au Congrès d'ophtalmologie de Heidelberg, au mois de septembre dernier, que Koller a adressé une première communication lue par le Dr Brettauer sur l'insensibilité de la conjonctive et de la cornée obtenue par des applications directes d'une solution de ce sel. Un mois après, le 17 octobre, il en fit une seconde devant la Société impériale des médecins de Vienne et vint confirmer l'importance de sa découverte en signalant les succès que lui avaient donnés de nombreux essais tentés sur l'homme et sur les animaux.

Le Dr E. Meyer, de Paris, qui était au Congrès de Heidelberg, raconte qu'il fut témoin de l'expérience faite par le Dr Brettauer, de Trieste, sur un malade de la clinique du professeur Becker et avec un succès complet : « Dix minutes après l'instillation de quelques gouttes de chlorhydrate de cocaïne à 2 %, la surface bulbaire et la muqueuse palpébrale avaient perdu en grande partie leur sensibilité ; après une nouvelle instillation et quelques minutes d'attente l'insensibilité était devenue complète et à tel point que l'on pouvait toucher la conjonctive des paupières, saisir le globe de l'œil avec des pinces à fixation et le tirailler dans tous les sens, sans causer la moindre douleur au malade. L'application d'un écarteur à ressort entre les paupières n'occasionnait que la sensation de son poids. Enfin on pouvait toucher la cornée et même exercer une forte pression sur elle, à l'aide d'une sonde boutonnée, sans incommoder le malade et sans le faire sourciller. »

De pareilles constatations, on le conçoit sans peine, devaient avoir de bonne heure un grand retentissement et étaient propres à exciter le zèle des expérimentateurs. Les oculistes, séduits par les avantages qu'on pouvait tirer d'un tel produit, se mirent promptement à l'œuvre et se hâtèrent de publier le résultat de leurs recherches dans les différents recueils d'ophtalmologie, témoins les observations de MM. Panas, Landolt, Gayet de Lyon, Darié, etc.

A l'exemple de quelques-uns de mes confrères, depuis plusieurs semaines, j'ai fait à ma clinique et dans ma clientèle de nombreuses applications de ce nouvel agent thérapeutique et je viens à mon tour vous rendre compte de mes observations.

Parmi les petites opérations qui se pratiquent à la clinique, la plus fréquente est assurément à Nantes, où les établissements métallurgiques sont nombreux, l'extraction d'un fragment métallique implanté dans la cornée. Cette manœuvre, qui est souvent assez simple, ne laisse pas d'être parfois d'une assez grande difficulté et de produire une vive douleur. Tout le monde sait, du reste, que la sensation du plus petit corps étranger dans l'œil peut être intolérable. Quatorze de ces malades furent soumis à l'action du chlorhydrate de cocaïne et me permirent les premiers de juger de ses effets sur la conjonctive, la cornée et de son influence sur l'iris. Deux seulement ont été réfractaires à son action et ont conservé toute la sensibilité de la conjonctive et de la cornée. Chez les douze autres j'ai atteint le but que je me proposais, chez des hommes de cette condition : enlever le corps étranger sans douleur et leur permettre de reprendre immédiatement leur travail, car la dilatation de la pupille due à la cocaïne n'est pas persistante et ne produit qu'un léger trouble visuel, à moins qu'on ait accumulé les doses. Les solutions employées

ont été tantôt de 2 %, tantôt de 5 %, sans que les effets
obtenus nous parussent différents. Une première instillation de
deux gouttes a atténué toujours la douleur, de façon à faire
oublier la présence du corps étranger ; la deuxième instillation,
deux minutes après, l'a supprimée complètement.

Au début de mes expériences, ne sachant à quelle dose et
à quel intervalle je devais faire mes instillations, j'eus quelques
mécomptes ou du moins des succès divers qui ne tenaient
évidemment qu'au mode d'emploi. Fallait-il douter tout de
suite de ce médicament dont on chantait les prouesses ? C'était
prématuré. Les phénomènes, du reste, qui se produisent à
peu près les mêmes chez tous les sujets, varient cependant
d'intensité et de rapidité suivant les personnes. J'allais d'abord
avec trop de parcimonie et j'éloignais trop mes instillations.
En les multipliant, en introduisant, par exemple, deux gouttes
d'une solution à 2 % ou à 5 %, toutes les deux minutes,
ce qui se fait sans provoquer la moindre douleur ; l'insensibilité s'établit graduellement, celle de la cornée d'abord, celle
de la conjonctive bulbaire ensuite et enfin celle de la muqueuse
palpébrale qui n'est pas toujours absolue ; cela demande de
10 à 15 minutes. La mydriase, qui est constante, tarde
quelquefois à se montrer ; elle apparaît au bout de 5 minutes,
le plus souvent au bout de 10 minutes et elle n'atteint jamais
de limites extrêmes, comme avec l'atropine, quelles que soient
les doses employées, et malgré la dilatation, la pupille réagit,
même sous l'influence d'une faible lumière.

L'insensibilité dure de 10 à 15 minutes et la mydriase de
deux à plusieurs heures. Deux fois j'ai constaté que cette
dernière avait duré 14 heures en revoyant le lendemain le
malade à qui on avait instillé 12 gouttes. L'amplitude de
l'accommodation est réduite et dans des proportions variables
suivant les personnes, mais n'est jamais complètement abolie.

Quant à l'aspect de l'œil cocaïnisé, après s'être légèrement
injecté dès que les premières gouttes sont tombées dans le

cul-de-sac conjonctival, il reprend presque aussitôt sa couleur normale, quand la conjonctive est saine. Au bout de quelques instillations, la conjonctive pâlit et devient plus sèche qu'à l'état normal. J'ai vu que ce phénomène avait été constaté par plusieurs observateurs.

La mydriase obtenue par l'atropine est augmentée par l'adjonction de la cocaïne. L'ésérine ramène à une étendue moyenne la pupille d'un œil cocaïnisé.

L'iris semble, de l'avis de la majorité des expérimentateurs, résister à l'influence anesthésiante de la cocaïne. Cependant, j'ai observé dans deux opérations de cataractes une atténuation singulière, sinon une absence complète de la sensibilité de cette membrane, car pendant l'iridectomie il n'y a pas eu le moindre signe, la contraction la plus légère indiquant une douleur.

Les deux malades, du reste, un homme et une femme, ont prétendu n'avoir souffert à aucun temps de l'opération. « J'ai senti que vous me touchiez, disaient-ils, et c'est tout. »

Je désire maintenant appeler l'attention sur un phénomène très important au point de vue des conséquences thérapeutiques qui peuvent en découler et que l'occasion m'a permis de mettre à profit. Je veux parler de la façon dont se comporte la tension du globe oculaire dans les yeux cocaïnisés. Dans la plupart des cas, il m'a semblé qu'elle diminuait ; je fus donc conduit à instituer un traitement chez un M. B., de la Roche-sur-Yon, dans les circonstances que voici :

M. B. vint une première fois me demander mes soins pour des douleurs très vives qu'il éprouvait depuis trois ou quatre jours dans l'œil gauche et qui paraissaient s'étendre autour de l'orbite. La conjonctive était injectée, la pupille égale des deux côtés, la tension normale et la vision dans son intégrité, sauf un léger trouble mal déterminé. Le fond de l'œil, du reste, était intact. Je diagnostiquai une névralgie du trijumeau.

Une injection de morphine et du valérianate de quinine à l'intérieur procurèrent un soulagement momentané.

Quinze jours après, les douleurs revinrent avec une nouvelle intensité et les symptômes prirent un caractère précis.

L'injection de la conjonctive avait augmenté, le globe était devenu dur, la tension pouvait être représentée par Tn $+$ 1.

Bien que la cornée n'eût pas sa transparence parfaite, elle permettait cependant l'examen du fond de l'œil : la pupille présentait une légère dilatation, la vision était trouble. Quant à la douleur qui était intolérable, elle n'irradiait pas autour de l'orbite, comme à la première atteinte ; elle était absolument localisée dans le globe oculaire.

C'était à n'en pas douter une attaque de glaucome aigu. Le malade refusa absolument l'iridectomie que je lui proposai.

Le lendemain, je le soumis à l'action du chlorhydrate de cocaïne :

A 11 h. 10, j'instillai 2 gouttes de la solution à 2 %;

A 11 h. 15, 2 autres gouttes ;

A 11 h. 20, nouvelle instillation ;

A 11 h. 25, disparation complète de la douleur ; la dilatation pupillaire n'avait pas augmenté ;

A 11 h. 35, la mydriase était notable ; la douleur reparaissait pourtant, mais très atténuée et d'une façon intermittente.

Le malade resta en observation pendant une heure et demie à ma clinique. Je le revis à quatre heures du soir ; la mydriase s'était maintenue, mais la douleur qui avait presque disparu pendant trois heures était redevenue constante et vive depuis vingt minutes.

Une instillation de 4 gouttes de chlorhydrate de cocaïne la supprima de nouveau au bout de dix minutes.

Le malade voulut retourner chez lui, et je lui formulai le traitement suivant :

Instiller quatre fois par jour 2 gouttes d'une solution de chlorhydrate de cocaïne à 2 %.

Huit jours après, le malade me fit dire par un compatriote qu'il se croyait guéri, puisqu'il ne souffrait plus ; que son œil n'était plus rouge. Ce fait date de trois semaines.

Faire usage dans le traitement du glaucome, d'un mydriatique, peut sembler d'abord une hérésie. Mais il faut se rendre compte que ce mydriatique qui laisse au sphincter irien tous ses droits n'agit pas à la façon de l'atropine dont l'emploi serait funeste en pareilles circonstances.

L'association du reste de l'ésérine et de la cocaïne dissipera toute inquiétude et rendra des services appréciables, je ne parle pas de guérison complète, chez des malades comme celui dont j'ai rapporté l'histoire, qui refusent obstinément l'opération (1).

AUTRES OBSERVATIONS. — Pierre G..., 24 ans. Ulcération centrale de la cornée avec hypopion. Une première application de l'ophtalmostat produit une vive douleur. On le replace après avoir instillé 4 gouttes de solution à 2 %. Gêne légère. Après l'instillation de 6 nouvelles gouttes, la paracentèse est pratiquée sans souffrance.

L. C... Ulcère infectieux de la cornée, suite de contusion. Hypopion. Instillation de 12 gouttes de la solution à 5 % (2 gouttes toutes les deux minutes). Pas de mydriase au bout de douze minutes. Paracentèse. Anesthésie complète.

G... Ancien iritis à récidives. Synéchie à la partie inférieure et interne de l'iris.

Instillation de 3 gouttes de cocaïne à 5 %. Mydriase au bout de cinq minutes. Dans l'espace d'une demi heure, instillation de 15 gouttes. Iridectomie. La sensibilité ne paraît pas

---

(1) Chez deux autres personnes atteintes de glaucome, la cocaïne seule d'abord, puis la cocaïne associée à l'ésérine, ont produit immédiatement une atténuation de la douleur en même temps qu'une amélioration incontestable. Ces malades sont encore en traitement.

émoussée et le malade souffre comme s'il n'avait pas été cocaïnisé.

Mme C... Conjonctivite granuleuse. Cautérisation des deux paupières avec l'électro-cautère. Elle souffre beaucoup moins dans l'œil droit qui a été cocaïnisé.

Jeanne J..., 60 ans. Ptérygion à droite sur un œil cataracté.

Instillation toutes les deux minutes d'une goutte de la solution à 5 % pendant une demi heure. La sensibilité est diminuée mais non abolie. Douze jours après je pratique, sur le même œil, l'opération de la cataracte après l'avoir cocaïnisé. L'insensibilité est assez complète pour que la malade n'éprouve pas la moindre gêne quand on place l'ophtalmostat et quand on saisit la conjonctive avec la pince. L'iridectomie elle-même n'a pas été douloureuse.

D... Opération de cataracte. Pendant vingt-cinq minutes on instille 12 gouttes de la solution à 5 %. La section de la conjonctive et de la cornée ne provoque aucune douleur. Le pincement de l'iris est douloureux.

Pierre D..., 60 ans. Opération de cataracte. 12 gouttes à 8 % pendant vingt minutes. Insensibilité absolue de la conjonctive et de la cornée. Légère contraction de la face au pincement de l'iris ; prétend du reste n'avoir pas souffert.

L. D..., 65 ans. Opération de cataracte à gauche. Cette fois encore c'est la solution à 8 % qui a été employée. 12 gouttes dans l'espace d'une demi heure. La conjonctive et la cornée ont été complètement insensibilisées et l'excision de l'iris elle-même n'a provoqué aucune douleur. C'est un des malades que j'ai mentionnés plus haut qui n'a senti, pendant l'opération, qu'un simple attouchement.

Charles C..., 14 ans. Cataracte molle. Discision. Cet enfant, très indocile et d'une sensibilité exagérée, qui ne voulait supporter un simple examen à la lumière, après une instillation de 8 gouttes à 5 %, a subi l'opération sans accuser la moindre douleur.

Mme L..., 71 ans. Ancienne irido-choroïdite, synéchie presque complète. Conjonctive injectée. Iridectomie après instillation de cocaïne. La sensibilité de la conjonctive et de la cornée est atténuée sans être abolie. L'excision de l'iris est douloureuse.

On s'accorde presque généralement à dire que la cocaïne ne paraît pas avoir d'influence sur les tissus enflammés, « sur l'œil pathologique » suivant l'expression de M. Pauas. Dans un cas de kérato-conjonctivite avec infiltration purulente de la cornée, j'ai fait une opération de Sœmisch, après instillation à 8 %. L'ophtalmostat et la pince à fixation ont été très bien supportés, ce qui prouve au moins que la sensibilité était très atténuée. La transfixion de l'abcès a été complètement indolore.

Les instillations de chlorhydrate de cocaïne ont apaisé les douleurs les plus aiguës chez deux personnes atteintes d'iridocyclite.

Dans deux cas aussi de perforation de la cornée avec prolapsus irien, les malades ont éprouvé une amélioration progressive avec ce traitement.

D'autre part, chez trois personnes atteintes de rétrécissement du canal nasal et qui supportaient impatiemment l'introduction de la sonde de Bowmann, je n'ai obtenu aucun résultat satisfaisant après avoir répété des injections.

Un cas de blépharospasme n'a pas été amélioré. Le même cas l'a été avec une injection de cocaïne suivie d'une injection de morphine à 1/2 centigramme. Plusieurs autres faits m'autorisent à penser que l'alliance de ces deux médicaments sera salutaire.

L'action du chlorhydrate de cocaïne si nette et si précise quand il s'agit de la conjonctive et de la cornée, devient douteuse ou nulle quand le traumatisme chirurgical touche la peau ou s'étend même plus profondément que l'enveloppe conjonctivale. Ainsi, dans un cas de pannus où j'ai pratiqué une péritomie avec l'électro-cautère, la douleur a été des plus vives. Une autre fois, j'ai touché avec le thermo-cautère un ulcère fongueux de la paupière supérieure, après avoir pris le soin de badigeonner la muqueuse avec une solution à 5 % et d'injecter sous la peau 2 milligrammes de chlorhydrate, tout cela sans résultat. Dès après l'injection le malade a éprouvé un malaise général qui n'a pas duré. D'un autre côté, le badigeonnage avec la solution à 8 % a complètement insensibilisé la paupière inférieure dans deux énucléations de kystes.

Les injections hypodermiques faites à 2 milligrammes dans trois cas de névralgie ne m'ont rendu aucun service, quand des instillations ont, au contraire, déterminé une réelle amélioration.

Dans un abcès de la nuque, j'ai fait en vain deux injections de 2 milligrammes ; la peau est restée d'une excessive sensibilité.

Ce n'est pas une raison pour limiter aujourd'hui la valeur de ce médicament qui, malgré les études nombreuses dont il a été l'objet, n'est pas encore tout à fait connu et n'a certes pas donné tout ce qu'il a promis.

Je ne doute même pas, qu'en dehors de l'ophtalmologie, d'autres branches de la médecine ne trouvent à utiliser les propriétés de la cocaïne, ainsi que le prouvent du reste un certain nombre d'observations.

M. le Dr Dupas, qui a assisté à plusieurs opérations que j'ai faites à ma clinique, a tenté, sur mon invitation, plusieurs applications dont il m'a communiqué le résultat et que je m'empresse de vous faire connaître.

Voici le résumé de quelques expériences instituées pour savoir si le chlorhydrate de cocaïne est l'insensibilisateur cherché dans l'art dentaire.

La solution employée était au titre 5 % et l'application du médicament était faite au moyen d'un tampon d'ouate laissé en place pendant cinq minutes et renouvelé deux fois.

1° *Tumeur pulpaire* (Polype). — M. C..., 18 ans, vigoureux, pas d'antécédents dignes de remarque. Polype pulpaire de la deuxième petite molaire supérieure gauche. Douleur excessivement vive développée même au simple contact du coton. Cinq minutes après l'application de la cocaïne, insensibilité complète qui m'a permis de détruire la tumeur au moyen de nombreuses incisions faites avec les ciseaux.

2° *Carie pénétrante.* — M. C..., le même que tout à l'heure, porte une carie du 3° degré, à la surface triturante, largement ouverte.

Douleur très vive ne permettant pas de nettoyer la cavité. Application de cocaïne ; au bout de cinq minutes la cavité peut être ruginée sans douleur, l'acide arsénieux est introduit, et la dent reste insensible à la pression nécessaire pour tasser la ouate.

3° *Carie pénétrante.* — M. X..., de Port-Saint-Père, 50 ans, vigoureux, mais très douillet.

Carie pénétrante de la première grosse molaire inférieure droite, face antérieure.

Au centre de la cavité, on voit l'ouverture qui pénètre dans la cavité pulpaire. Un instrument pointu le fait bondir au moindre attouchement.

Après cinq minutes d'application, la douleur est disparue et je puis piquer la pulpe et la faire saigner abondamment, sans qu'il s'en doute.

4° *Caries non pénétrantes douloureuses.* — Mlles D... et L... sont atteintes de caries du 2° degré, l'une à la première petite molaire droite supérieure, l'autre à la deuxième petite molaire supérieure gauche. Toutes les deux sont très sensibles à la rugine dans la zone interglobulaire. Application de cocaïne pendant cinq minutes ; résultat nul.

5° *Caries pénétrantes.* — L'application de cocaïne a été

presque nulle dans deux caries pénétrantes, se présentant à peu près dans les mêmes conditions que ci-dessus.

Conclusions. — L'application de cocaïne — solution 5 %/₀ — ne donne pas les mêmes résultats dans des cas semblables en apparence. Cependant il y a lieu de croire qu'une solution beaucoup plus concentrée puisse agir efficacement ; d'un autre côté certains cas réclament peut-être une application plus prolongée.

M. Dujardin-Baumetz s'est bien trouvé de l'emploi des injections de cocaïne chez des malades atteints de phthisie laryngée pour calmer les douleurs de la déglutition qui leur auront permis, grâce à une insensibilité persistant pendant plus de deux heures, de pouvoir s'alimenter.

Il a pu aussi insensibiliser la muqueuse vaginale chez des personnes atteintes d'hyperesthésie de cette membrane et faciliter ainsi l'exploration de l'organe et l'introduction du spéculum. Enfin il propose de remplacer les injections sous-cutanées de morphine par des injections sous-cutanées de cocaïne chez des morphiomomes et de l'employer aussi dans les affections de l'estomac.

La littérature médicale continue du reste à s'enrichir chaque jour de nouveaux documents. Après les expériences de Knapp sur lui-même, les travaux d'Abadie, Panas, Landolt, Meyer et de Wecker, j'en passe, et des plus intéressants, les *Annales d'oculistiques* publient un mémoire très remarquable sur la question, dû au Dr Bobone, le collaborateur de Warlomont. Il y est signalé entre autres choses les effets qu'obtient le Dr Weber avec les combinaisons de la cocaïne avec l'atropine, l'ésérine et la pilocarpine. source féconde en applications thérapeutiques, dans l'opération de la cataracte, par exemple comme l'a expérimenté De Wecker, qui caractérise d'une façon pittoresque l'action de l'ésérine sur un œil cocaïnisé : « le sphincter pupillaire est en quelque sorte à la merci de l'ésérine. »

M. Weber, grâce à un mélange fait avec une goutte de solution de pilocarpine à 2 % et 4 gouttes de solution de cocaïne à 2 %, produit dans l'espace de 5 à 10 minutes dans un œil emmétrope une myopie de 7 à 8 dioptries, laquelle dure, deux heures environ.

Cette découverte sera accueillie, j'en suis convaincu, avec plus d'enthousiasme par certains conscrits que par les savants eux-mêmes. Songez donc, pour une myopie de deux heures, éviter cinq ans de service, même trois ans, ce n'est rien risquer. *Caveant consules !*

Mais la diffusion scientifique est lente à se répandre dans les masses et cette manœuvre frauduleuse n'est pas près sans doute d'être exploitée. Et puis quelques gouttes seulement d'une substance dont le kilogramme vaut 20,000 fr., coûtent encore très cher. Vous le voyez, cette myopie que j'appellerai luxueuse, n'est pas encore à la portée des militaires.

Bien d'autres faits me resteraient à analyser devant vous, mais je ne veux pas donner des proportions plus grandes à ce travail déjà trop étendu et fatiguer l'attention que vous avez bien voulu m'accorder.

9 janvier 1885.

Imp. vᵉ Camille Mellinet, pl. Pilori, 5. — L. Mellinet et Cⁱᵉ, sucrs.